BEI GRIN MACHT SICH IHR WISSEN BEZAHLT

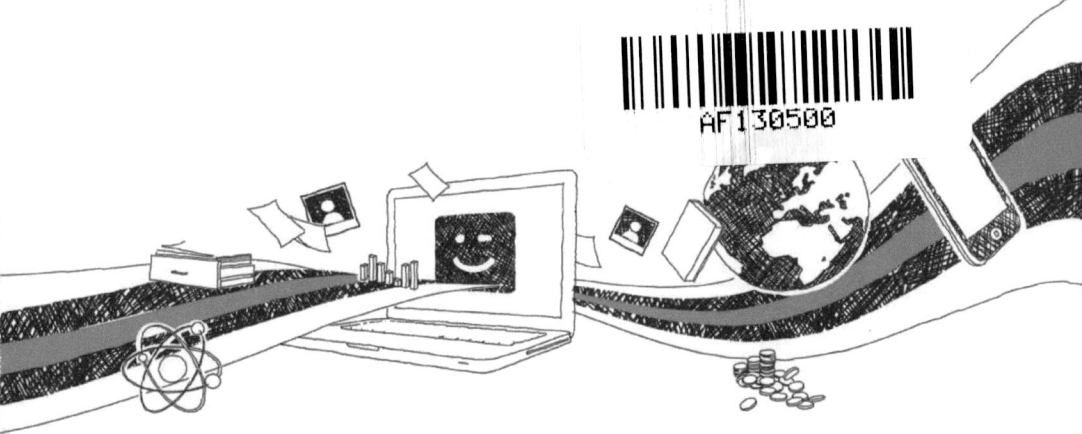

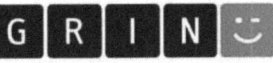

Prävention in verschiedenen Lebensabschnitten. Mehrdimensionales Interventionsprogramm zur Vereinbarung von Familie und Beruf für Doppelverdiener-Paare

Xenia Sophia Edith Peukert

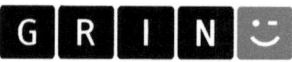

Bibliografische Information der Deutschen Nationalbibliothek:

Die Deutsche Nationalbibliothek verzeichnet diese Publikation in der Deutschen Nationalbibliografie; detaillierte bibliografische Daten sind im Internet über http://dnb.d-nb.de abrufbar.

ISBN: 9783346497635
Dieses Buch ist auch als E-Book erhältlich.

© GRIN Publishing GmbH
Nymphenburger Straße 86
80636 München

Druck und Bindung: Books on Demand GmbH, Norderstedt Germany
Gedruckt auf säurefreiem Papier aus verantwortungsvollen Quellen

Das vorliegende Werk wurde sorgfältig erarbeitet. Dennoch übernehmen Autoren und Verlag für die Richtigkeit von Angaben, Hinweisen, Links und Ratschlägen sowie eventuelle Druckfehler keine Haftung.

Das Buch bei GRIN: https://www.grin.com/document/1130736

Hausarbeit

Prävention in verschiedenen Lebensabschnitten - Mehrdimensionales Interventionsprogramm zur Vereinbarung von Familie und Beruf für Doppelverdiener-Paare

Inhaltsverzeichnis

PRÄVENTION IN VERSCHIEDENEN LEBENSABSCHNITTEN - MEHRDIMENSIONALES INTERVENTIONSPROGRAMM ZUR VEREINBARUNG VON FAMILIE UND BERUF FÜR DOPPELVERDIENER-PAARE 1

ABBILDUNGSVERZEICHNIS 3

TABELLENVERZEICHNIS 3

1   EINLEITUNG 1

    1.1   ZIELSETZUNG 1
    1.2   AUFBAU DER ARBEIT 1

2   THEORETISCHER TEIL 3

    2.1   SPILLOVER- UND CROSSOVER-EFFEKTE 3
    2.2   ARBEITS-FAMILIEN- UND FAMILIEN-ARBEITS-KONFLIKT 4
    2.3   ARBEITS-FAMILIEN- UND FAMILIEN-ARBEITS-BEREICHERUNG 5
    2.4   ARBEITS-FAMILIEN- BALANCE 6
    2.4.1 Erfolgreiche Strategien im Umgang mit Beruf und Familie 8

3   METHODISCHER TEIL 12

    3.1   ZUSAMMENFASSUNG BEEINFLUSSBARER FAKTOREN IM UMGANG MIT FAMILIE UND BERUF 12
    3.2   „WE CAN DO IT!" – INTERVENTIONSPROGRAMM ZUR VERBESSERUNG DER BALANCE VON BERUF UND FAMILIE BEI DOPPELVERDIENER-PAAREN 13
    3.3   ERFOLGSFAKTOREN UND EVALUATION DES INTERVENTIONSPROGRAMMES „WE CAN DOIT!" 17
    3.3.1   Konzeption 17
    3.3.2   Umsetzung 18
    3.3.3   Evaluation 19

4   DISKUSSION 20

    4.1   REFLEXION DER STÄRKEN UND SCHWÄCHEN DES INTERVENTIONSPROGRAMMES „WE CAN DOIT!" 20
    4.2   ROLLE WEITERER AKTEURE BEI DER UMSETZUNG DER INTERVENTIONSINHALTE 21
    4.3   ZUSAMMENFASSUNG UND AUSBLICK 23

LITERATURVERZEICHNIS 24

Abkürzungsverzeichnis

bzw.   beziehungsweise

z.B.   zum Beispiel

bzgl.   bezüglich

EPL   Ein partnerschaftliches Lernprogramm

u.a.   unter anderem

ca.   circa

RCT   Randomized controlled trial

n   Anzahl

i.d.R.   in der Regel

etc.   et cetera

Abbildungsverzeichnis

Abbildung 1: Unvereinbarkeit von Arbeits- und Familiendruck
(Quelle: Greenhaus & Beutell, 1985, S. 78) 5

Abbildung 2: Balance Zufriedenheit
(Quelle: Wayne et al., 2019, S. 12) 8

Abbildung 3: Bausteine des Interventionsprogrammes
(Quelle: Eigene Darstellung) 14

Abbildung 4: Bausteine und umgesetzte Strategien
(Quelle: Eigene Darstellung) 17

Abbildung 5: Bewertung des Evaluationsdesigns
(Quelle: Groeger-Roth & Hasenpush, 2011, S. 4) 19

Tabellenverzeichnis

Tabelle 1: Strategien im Umgang mit Beruf und Familie
(Quelle: Eigene Darstellung, orientiert an Haddock,
et al., 2001, S. 450-456) 9

1 Einleitung

Die letzten Jahrzehnte haben einen spürbaren Wandel in der Rolle der Frauen auf dem Arbeitsmarkt herbeigeführt, auch da die Erwerbstätigkeit von Frauen seit den 1970er Jahren deutlich zugenommen hat (Dai, 2016, S. 1; Molina, 2021, S. 4). In vielen Familien verfolgen sowohl der Mann als auch die Frau eine Karriere und engagieren sich für das berufliche Fortkommen. Sie werden als *Doppelverdiener-Paare* bezeichnet. (Boye, 2014, S. 1703; Dai, 2016, S. 1)

Durch die drastischen Verschiebungen in Arbeits-Familien-Domänen als Ergebnis von COVID-19 ist die Vereinbarung von Arbeits- und Familienleben bei *Doppelverdiener-Paaren* in den Mittelpunkt aktueller Forschung gerückt (Howard, Green, Stark & Traylor, 2021, S. 251).

Doch auch unter normalen Arbeitsbedingungen haben *Doppelverdiener-Paare* die Vereinbarung mehrerer Rollen, zum Beispiel als Arbeitnehmer, Eltern und Partner, zu bewältigen (Lin, Li & Chen, 2015, S. 757).

Diese können dazu führen, dass Konflikte zwischen Beruf und Privatleben auftreten, welche sich auf die psychische und physische Gesundheit, weitere Familienmitglieder, aber auch die allgemeine Qualität des Arbeits- und Privatlebens auswirken können (Dillitzer, 2006, S. 79 - 80; Fuß, Nübling, Hasselhorn, Schwappach & Rieger, 2008; Md Sidin, Sambasivan & Ismail, 2010; Molina, 2021, S. 4, Orellana et al., 2021).

1.1 Zielsetzung

Vor diesem Hintergrund ist das Ziel der vorliegenden Arbeit die Konzeption eines mehrdimensionalen Interventionsprogrammes zur Aufrechterhaltung einer Balance zwischen Arbeit und Familie für *Doppelverdiener-Paare*. Dieses basiert auf aktuellen wissenschaftlichen Erkenntnissen zu den Herausforderungen und Chancen im Umgang mit der Vereinbarung der beiden Lebensbereiche.

1.2 Aufbau der Arbeit

Im Rahmen des theoretischen Teils werden zunächst zwei grundlegende Effekte an der Schnittstelle von Arbeit und Familie, sogenannte *Spillover-* und *Crossover-Effekte*, beschrieben. Anschließend werden die Begriffe *Arbeits-Familien-Konflikt*, *Arbeits-Familien-Bereicherung* und *Arbeits-Familien-Balance* definiert sowie aktuelle wissenschaftliche Ergebnisse zu deren Zusammenhang – unter besonderer

Berücksichtigung der Erkenntnisse zu *Doppelverdiener-Paaren* – beschrieben. Anschließend werden diese Erkenntnisse, im Rahmen des methodischen Teiles, systematisiert und kategorisiert sowie ein daraus abgeleitetes Interventionsprogramm vorgestellt. Zudem wird eine mögliche Durchführung und Evaluation des Programmes beschrieben. In der abschließenden Diskussion werden die Chancen und Risiken des Programmes kritisch reflektiert. Darauf aufbauend wird die Relevanz des Einbezuges weiterer Akteure beschrieben. Den Abschluss bildet eine Zusammenfassung der Erkenntnisse sowie ein Ausblick auf weiteren Forschungsbedarf.

2 Theoretischer Teil

Im folgenden Kapitel werden zunächst sogenannte *Spillover-* und *Crossover-Effekte* beschrieben. Darauf aufbauend wird der Konflikt zwischen Arbeit und Familie definiert, beschrieben und in diesem Rahmen drei Formen von Konflikten als mögliche auslösende Faktoren sowie aktuelle Forschungsergebnisse und Folgen des Konfliktes näher beleuchtet. Anschließend wird erläutert, wie die Bereiche Arbeit und Familie sich gegenseitig bereichern können. Abschließend wird *Arbeits-Familien-Balance* als ganzheitliches Konzept beschrieben, welches mögliche Konflikte und Bereicherungen inkludiert, sowie zehn erfolgreiche Strategien von *Doppelverdiener-Paaren* im Umgang mit Beruf und Familie vorgestellt.

2.1 Spillover- und Crossover-Effekte

Bei der Erforschung der Schnittstelle von Arbeit und Familie werden Modelle der Kausalität bzw. Nicht-Kausalität unterschieden. Im Folgenden wird sich dabei auf Modelle der Kausalität fokussiert, welche postulieren, dass Geschehnisse in einem Lebensbereich sich auf den jeweils anderen Lebensbereich auswirken (Dillitzer, 2006, S. 31).

Einen möglichen Erklärungsrahmen, welcher positive und negative Einflüsse der Lebensbereiche Arbeit und Familie miteinbezieht, liefern sogenannte *Spillover-* und *Crossover-Modelle* (Presti, Molino, Emanuel, Landolfi & Ghislieri, 2020, S. 62). *Spillover-Effekte* beschreiben intra-individuelle Prozesse, also beispielsweise die Übertragung von Fähigkeiten aus der Familie in die Arbeit. *Crossover-Prozesse* hingegen beziehen sich auf interindividuelle Prozesse, beispielsweise die Übertragung der Stimmung des einen Partners auf den anderen Partner nach einem stressigen Arbeitstag (Amstad & Semmer, 2011, S. 44; Dillitzer, 2006, S. 32).

Aktuelle Forschungsergebnisse deuten darauf hin, dass diese Effekte bidirektional sind und sowohl positive als auch negative Effekte beinhalten können (Amstad & Semmer, 2011, S. 43 - 44; Presti et al., 2020, S. 64).

Bakker und Demerouti (2013) beschreiben in ihrer *Spillover-Crossover-Theorie*, wie diese zusammenwirken können, indem sie vorschlagen, dass arbeitsbezogene Erfahrungen zunächst in den häuslichen Bereich „überschwappen" und dann durch soziale Interaktion auf den Partner übergehen können (S. 54).

In den folgenden Kapiteln 2.2 und 2.3 werden sowohl Konflikte als auch Bereicherungen beschrieben, welche – auch aus den beschrieben *Spillover-* und *Crossover-Effekten* heraus – entstehen können.

2.2 Arbeits-Familien- und Familien-Arbeits-Konflikt

In der Vergangenheit gab es eine Vielzahl theoretischer Ansätze zu möglichen Ursachen von Konflikten zwischen Arbeit und Familie (Fuß et al., 2008).

Den Ausgangspunkt der Überlegungen zu dem bidirektionalen Konflikt bilden Forschungsergebnisse von Greenhaus und Beutell (1985). Sie definieren ihn als eine Form des Inter-Rollen-Konfliktes und betonen, dass mehr Aufmerksamkeit darauf gerichtet werden sollte, wie Menschen die verschiedenen Rollen aus den zwei Hauptlebensbereichen in Einklang bringen können und welche Konflikte aus einem Ungleichgewicht heraus entstehen können. (S. 76 – 88)

In diesem Zusammenhang beschreiben sie eine in der Forschung vielfach verwendete Theorie, die sogenannte *Rollenkonflikttheorie* (Madsen & Hammond, 2005, S. 152). Individuen identifizieren sich grundsätzlich über soziale Rollen. Für viele Menschen sind dabei die Rollen Arbeit und Familie die wichtigsten Lebensrollen (Fuß et al., 2008).

Die *Rollenkonflikttheorie* besagt, dass das Erleben von Ambiguität zwischen den beiden Rollen zu einem ungewünschten Zustand führt (Madsen & Hammond, 2005, S. 152-153). Da widersprüchliche Anforderungen zwischen den Rollen zu persönlichen Konflikten führen, wird es schwieriger, jede Rolle erfolgreich auszuführen (Grandey & Cropanzano, 1999).

Greenhaus und Beutell (1985) unterscheiden, wie in Abbildung 1 detailliert abgebildet, drei Formen von Konflikten als mögliche auslösende Faktoren:

- Zeitbasierte Konflikte: Zeit, die einer Rolle gewidmet wird, macht es schwierig, die Anforderungen der anderen Rolle zu erfüllen.
- Belastungsbasierte Konflikte: Belastungen durch eine Rolle erschweren es, die Anforderungen einer anderen Rolle zu erfüllen.
- Verhaltensbasierte Konflikte: Das in einer Rolle geforderte Verhalten macht es schwierig, die Anforderungen einer anderen Rolle zu erfüllen.

(S. 77-78)

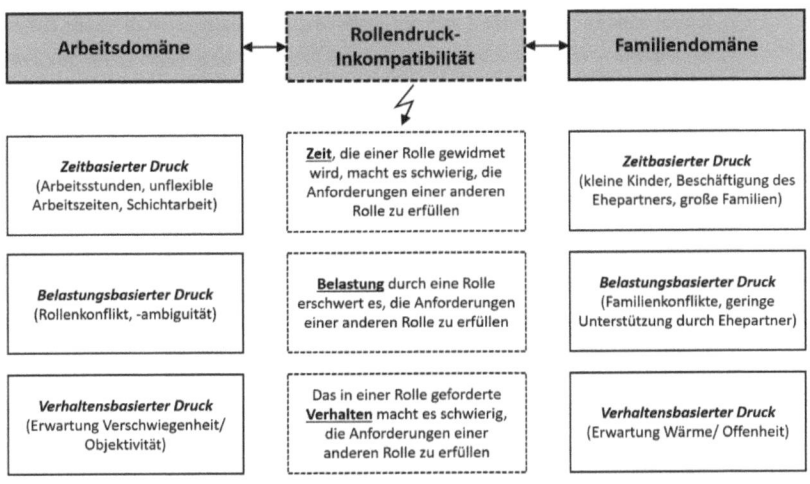

Arbeitsdomäne	Rollendruck-Inkompatibilität	Familiendomäne
Zeitbasierter Druck (Arbeitsstunden, unflexible Arbeitszeiten, Schichtarbeit)	**Zeit**, die einer Rolle gewidmet wird, macht es schwierig, die Anforderungen einer anderen Rolle zu erfüllen	**Zeitbasierter Druck** (kleine Kinder, Beschäftigung des Ehepartners, große Familien)
Belastungsbasierter Druck (Rollenkonflikt, -ambiguität)	**Belastung** durch eine Rolle erschwert es, die Anforderungen einer anderen Rolle zu erfüllen	**Belastungsbasierter Druck** (Familienkonflikte, geringe Unterstützung durch Ehepartner)
Verhaltensbasierter Druck (Erwartung Verschwiegenheit/ Objektivität)	Das in einer Rolle geforderte **Verhalten** macht es schwierig, die Anforderungen einer anderen Rolle zu erfüllen	**Verhaltensbasierter Druck** (Erwartung Wärme/ Offenheit)

Abbildung 1 – Unvereinbarkeit von Arbeits- und Familiendruck (Quelle: Greenhaus & Beutell, 1985, S. 78)

Ein noch differenzierteres und umfassenderes Bild wichtiger Faktoren und Konsequenzen aufkommender Konflikte liefern aktuelle Forschungsergebnisse von Molina (2021). Sie fasst in den letzten zehn Jahren erworbene wissenschaftliche Erkenntnisse zu den Einflussfaktoren, dem zeitlichen Rahmen und den Auswirkungen der beschriebenen Konflikte zusammen. Zu ihren Haupterkenntnissen zählt, dass familiäre, kulturelle und wirtschaftliche Faktoren miteinbezogen werden sollten, da Konfliktlösungen in verschiedenen Umgebungen unterschiedlich angegangen werden. Als besonders relevante Zeit für die Entstehung solcher Konflikte beschreibt Sie den Übergang zur Elternschaft. Zudem wird ein positiver Zusammenhang zwischen einem bestehenden *Arbeits-Familien-Konflikt* und verminderter körperlicher sowie psychischer Gesundheit und Verhaltensstörungen beschrieben. (S. 4-10)

2.3 Arbeits-Familien- und Familien-Arbeits-Bereicherung

Neben der in Kapitel 2.2 beschriebenen, negativen Einflussnahme der zwei Lebensbereiche Arbeit und Familie aufeinander, werden im Rahmen aktueller Forschungsergebnisse zunehmend auch Vorteile der Berufstätigkeit beider Elternteile betont.

Arbeits-Familien- bzw. *Familien-Arbeits- Bereicherung* wird definiert als das Ausmaß, in dem die Erfahrung in einer Rolle die Lebensqualität in der anderen Rolle verbessert (Greenhaus & Powell, 2006, S. 73).

Dabei können, ausgehend von der *Rollenexpansionshypothese*, beide Elternteile davon profitieren mehrere Rollen innezuhaben. Vorteile entstehen unter anderem dadurch, dass Quellen sozialer Unterstützung zunehmen und das Selbstvertrauen und die Selbstwirksamkeit gestärkt werden, wenn ein Individuum in mehreren Kontexten produktiv ist. Zudem können Mehrfachrollen Stress abpuffern, da Misserfolg in einem Kontext durch Erfolg und Zufriedenheit in einem anderen Kontext kompensiert werden kann. (Boye, 2014, S. 1704)

Edwards und Rothbard (2000) behaupten zudem, dass die Werte, Fähigkeiten und Verhaltensweisen eines Arbeitnehmers aus einer Rolle (z.B. Familie) eine andere Rolle (z.B. Arbeit) auch positiv beeinflussen kann und umgekehrt (S. 194-195).

Empirische Studien zur *Arbeits-Familien-* bzw. *Familien-Arbeits-Bereicherung* untermauern diese Behauptung. Dazu zählt unter anderem ein positiver Zusammenhang mit Familien-, Lebens- und Arbeitszufriedenheit (Burhanudin, Tjahjono, EQ & Hartono, 2020, S. 2269, Jaga & Bagraim, 2011, S. 52, Rhee & Zheng, 2019). Zudem zeigt sich ein Einfluss auf individuelle Faktoren, darunter vor allem Aspekte psychischer Gesundheit. Dazu zählt ein positiver Zusammenhang mit Selbstwirksamkeit (Boyce, 2014, S. 1704; Chan, Kalliath, Brough, Siu, O'Driscoll & Timms, 2016, S. 1755), wie bereits im Rahmen der *Rollenexpansionshypothese* beschrieben, sowie ein negativer Zusammenhang mit depressiven Symptomatiken und emotionaler Erschöpfung (Jaga, Bagraim & Williams, 2012, S. 1).

2.4 Arbeits-Familien- Balance

Basierend auf Erkenntnissen zu Konflikten und Bereicherungen durch die zwei Lebensbereiche Arbeit und Familie hat sich der Begriff *Arbeits- Familien-Balance* als ein ganzheitlicheres Konzept etabliert. Er bezieht sich auf das Ausmaß, in dem ein Individuum in der Lage ist, Rollenerwartungen erfolgreich zu erfüllen und berufliche und familiäre Pflichten zu bewältigen (Landolfi & Presti, 2020).

Dies bedeutet nicht nur eine absolute Balance und Aufteilung von Zeit und Energie für Arbeit und andere Lebensaktivitäten. Es umschreibt auch die persönliche Wahrnehmung, wie gut diese multiplen Rollen zueinanderpassen. In diesem Sinne wird angenommen, dass vorteilhafte Ergebnisse nicht aus den Rollen selbst kommen, sondern aus dem wahrgenommenen erfolgreichen Management dieser Rollen. (Haar, 2013, S. 3307)

Passend dazu untersuchten Wayne, Matthews, Crawford und Casper (2019) Prädiktoren und Prozesse von Zufriedenheit mit *Arbeits-Familien-Balance*. Dazu werteten Sie

Befragungsergebnisse von zwei Befragungen mit 220 Mitarbeitern, welche mindestens 34 Stunden pro Woche arbeiteten, über einen Zeitraum von drei Monaten aus. Ihre Forschungsergebnisse deuten darauf hin, dass ein *Arbeits-Familien-Konflikt* einen direkten negativen Einfluss (β = –.46) auf die Zufriedenheit mit der *Arbeits-Familien-Balance* hat. Zudem fanden sie heraus, dass *Arbeits-Familien-Bereicherung* sowie *Familien-Arbeits-Bereicherung* einen direkten positiven Einfluss (β = .22 für Arbeits-Familien-Bereicherung; β = .22 für Familien-Arbeits-Bereicherung) auf die Zufriedenheit mit der *Arbeits-Familien-Balance* hat. Darüber hinaus erforschten Sie, inwiefern sich persönliche, arbeitsbezogene und familiäre Ressourcen auf diese Zusammenhänge auswirken. Sie zeigten, dass ein direkter negativer Zusammenhang zwischen arbeitsbezogenen Ressourcen und dem *Arbeits-Familien-Konflikt* besteht. Im Gegensatz dazu besteht ein direkter positiver Zusammenhang zwischen arbeitsbezogenen Faktoren und *Arbeits-Familien-Bereicherung*, welche wiederum mit höherer Zufriedenheit mit der *Arbeits-Familien-Balance* zusammenhängt. (S. 1-18)

Arbeitsbezogene Faktoren sind auch in aktuellen Forschungsergebnissen von Chang, Zhou und Wang (2017, S. 10) berücksichtigt. Diese deuten darauf hin, dass die in Kapitel 2.1 beschriebenen Dimensionen von Konflikten – zeit-, belastungs- und verhaltensbasierten Konflikte (Greenhaus & Beutell, 1985, S. 77-78) – signifikant negativ mit *Arbeits-Familien-Balance* Praktiken von Seiten des Arbeitgebers, wie beispielsweise Arbeitsflexibilität, zusammenhängen (Chang, Zhou & Wang, 2017, S. 10).

Ein ähnliches Bild ergab sich für familiäre Ressourcen in Bezug auf *Familien-Arbeits-Konflikt* und -Bereicherung. Zwischen familiären Ressourcen und dem *Familien-Arbeits-Konflikt* besteht ein negativer Zusammenhang und zwischen familiären Ressourcen und *Familien-Arbeits-Bereicherung* ein positiver Zusammenhang, welcher wiederum positiv mit der Zufriedenheit mit der *Arbeits-Familien-Balance* zusammenhängt. Hinsichtlich persönlicher Ressourcen zeigte sich ein negativer Zusammenhang zwischen Resilienz und *Arbeits-Familien-Konflikt*. (Wayne et al., 2019, S. 9) In Abbildung 2 sind alle signifikanten Ergebnisse noch einmal dargestellt.

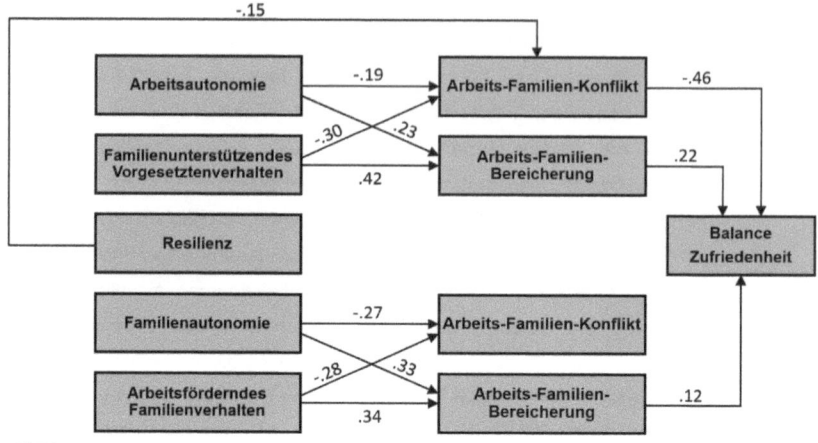

Abbildung 2 – Balance Zufriedenheit (Quelle: Wayne et al., 2019, S. 12)

2.4.1 Erfolgreiche Strategien im Umgang mit Beruf und Familie

Wie in Kapitel 2.3 beschrieben, können familienbezogene und arbeitsbezogene Faktoren die Wahrnehmung und Aufrechterhaltung der Balance zwischen beruflichen und familiären Anforderungen beeinflussen. Aktuelle Forschungsergebnisse deuten in diesem Zusammenhang darauf hin, dass die Aufrechterhaltung einer *Arbeits-Familien-Balance* durch verschiedene Strategien unterstützt werden kann.

Laut einer Befragung an 47 *Doppelverdiener-Paaren* der Mittelschicht mit Kindern, welche sich selbst als erfolgreich in der Vereinbarkeit von Familie und Beruf wahrnehmen, können zehn Strategien im Umgang mit der Doppelbelastung genannt werden (Haddock, Schindler Zimmermann, Ziemba & Current, 2001, S. 445 - 453). Diese werden im Folgenden beschrieben und um aktuelle Forschungsergebnisse ergänzt. Zudem sind sie samt einer Beschreibung von Umsetzungsmöglichkeit in Tabelle 1 dargestellt.

Sie umfassen den Umgang miteinander, sowohl innerhalb der Familie als auch innerhalb der Partnerschaft. Dazu zählt, dass die befragten Paare eine gleichwertige Partnerschaft anstreben und ihre Familie sowie gemeinsamen Spaß in der Familie als oberste Priorität ansehen. (Haddock et al., 2001, S. 445 - 453)

Passend zu den Aspekten, welche zu einer gleichwertigen Partnerschaft gezählt werden, also beispielsweise Werten wie Respekt, Wertschätzung und Unterstützung (Haddock et al., 2001, S. 451), deuten aktuelle Forschungsergebnisse von Shamsi und

Asad (2021) darauf hin, dass die eheliche Zufriedenheit von *Doppelverdiener-Paaren* durch emotionale Reife und Vergebung signifikant erhöht werden kann (S. 1).

Die Art und Weise, wie die Paare interagieren, wirkt sich zudem auf die Wahrnehmung von Stress aus. Entscheidend ist dabei, dass die Paare Probleme und Stressoren als gemeinschaftliche Aufgabe wahrnehmen und diese auch gemeinsam bewältigen. (Lin, Chen & Li, 2015) Dieses gemeinsame Coping hilft Paaren, aufkommenden Stress zu bewältigen und wird mit positiven Ergebnissen hinsichtlich der Arbeits- und Ehezufriedenheit in Zusammenhang gebracht (Lin, Chen & Li, 2015; Lewis, McBride, Pollak, Butterfield & Emmons, 2006, S. 1369).

In Hinblick auf arbeitsbedingte Faktoren beschreiben die Paare, dass sie die Arbeit als Sinnquelle erleben und zudem die Arbeit begrenzen, zugleich aber innerhalb dieser Begrenzung sehr produktiv arbeiten. Darüber hinaus werden Strategien beschrieben, welche die Prioritäten bezüglich des gemeinsam aufgebauten Lebens und des Umganges mit Zeit umfassen. Dazu zählt ein einfaches Leben zu führen, sorgfältige Entscheidungen zu treffen und sorgsam mit der Zeit umzugehen. (Haddock et al., 2001, S. 452-456)

Ähnliche Ergebnisse präsentieren auch Pangert, Schiml und Schüpbach (2015), welche erforscht haben, wie sich verschiedene, individuelle Strategien auf erlebte Konflikte und Bereicherungen zwischen Arbeit und Privatleben auswirken. Dabei konnten Sie, unter anderem, herausfinden, dass ein gutes Zeitmanagement, das Setzen von Prioritäten und eine Fokussierung auf das Positive positiv mit erlebten Bereicherungen zusammenhängt. (S. 113)

Tabelle 1 - Strategien im Umgang mit Beruf und Familie (Quelle: Eigene Darstellung, orientiert an Haddock, et al., 2001, S. 450-456)

Strategien im Umgang mit Beruf und Familie	Praktische Umsetzung der Strategie
Familie als höchste Priorität	› Proaktives Schaffen von Gelegenheiten für Familienzeit (Familienrituale, Routinen) › Betonung Familienglück über berufliche Verantwortungen/ Aufstieg (Begrenzung Arbeitszeit, Opferung beruflicher Aufstieg/ prestigeträchtige Position, Vornehmen beruflicher Veränderungen)
Streben nach gleichwertiger Partnerschaft	› Streben nach Gleichheit und Gleichberechtigung › Treffen von Entscheidungen als Partner (gleicher Einfluss auf Entscheidungsprozess/-ergebnis) › Partnerschaft auf interpersoneller Ebene (Respekt/ Wertschätzung und Unterstützung)

Arbeit als wichtige Sinnquelle	› Erleben von Freude und Sinnhaftigkeit bei beruflicher Tätigkeit (Energie/ Begeisterung)
Begrenzung der Arbeit	› Verpflichtung, Kontrolle über Arbeit und nicht zuzulassen, dass ihre Karrieren den Rhytmus ihres Lebens diktieren (Kommunikation/ Verhandlung mit Arbeitgebern) › Bewusste Trennung von Beruf und Familie
Arbeitsbegrenzung in Verbindung mit hoher Arbeitsproduktivität	› Produktivitätssteigerung durch gesetzte Grenzen › Produktivität als Schlüssel dafür, dass Arbeitgeber Bemühungen, Familienarbeit zu bewältigen, unterstützen
Gemeinsamer Spaß in der Familie als oberste Priorität	› Nutzung von Spiel/ Familienspaß als Mittel zur Entspannung/ emotionalen Verbundenheit › Bewahrung eines Sinnes für Humor und der Fähigkeit über das Leben zu lachen
Stolz über das Doppelverdienen	› Keine Akzeptanz negativer gesellschaftlicher Botschaften/ Schuldgefühle wegen Familienarrangement › Empfinden einer guten Balance zwischen dem Spiel mit den Kindern, Arbeit, Hausarbeit und Zeit als Paar › Wahrnehmung der Vorteile des Doppelverdienstes
Einfaches Leben	› Einschränkung von Aktivitäten, die Familienzeit einschränken (Fernsehen, außerschulische Aktivitäten) › Kontrolle der Finanzen › Diskussion hoher/ realistischer Erwartungen (als Methode der Aufgabenbewältigung/ Vereinfachung des Lebens) › Diskussion kreativer Strategien zur Zeiteinsparung/ Effizienz
Sorgfältige Entscheidungen treffen	› Wachsamkeit in Bemühung, Kontrolle über Leben/ Entscheidungen zu bewahren (Proaktivität, Kontrolle über verschiedene Verantwortlichkeiten) › Landkarte/ Gespür für Prioritäten (bzgl. Ehe, Kinder, Familie, Karriere) › Routinemäßiges Treffen bewusster/ sorgfältiger Entscheidungen, an denen beide beteiligt sind (häufige/ offene Kommunikation zwischen Partnern) › Sinn für das große Ganze bewahren (Bewusstsein für Konsequenzen, Erhalt Gefühl Richtigkeit des Lebens, Idealbild gewünschter Ergebnisse für Familie)

Sorgsam mit der Zeit umgehen	> Maximierung der Zeitfenster und Nutzung als Möglichkeit, Gleichgewicht und Glück herzustellen
	> Wahrnehmung von Zeit als wertvolles Gut/ Ressource, die sie mit großer Sorgfalt einsetzen (Schützen/ Nutzen Zeit)
	> Strategien zur Strukturierung ihrer Zeit
	> Aufmerksamkeit für den Moment/ das Beste aus jedem Tag machen (konzentriert/ gegenwartsorientiert)

3 Methodischer Teil

Im Folgenden werden zunächst die wichtigsten, in Kapitel 2 beschriebenen, beeinflussbaren Faktoren im Umgang mit Familie und Beruf noch einmal zusammengefasst. Basierend auf diesen, wissenschaftlich fundierten, Erkenntnissen wird anschließend ein Interventionsprogramm entwickelt, welches der Verbesserung der Balance von Beruf und Familie bei *Doppelverdiener-Paaren* dient. Abschließend wird die Qualitätssicherung des entwickelten Konzeptes durch eine mögliche Durchführung sowie Erfolgsfaktoren und die Evaluation des Interventionsprogrammes beschrieben.

3.1 Zusammenfassung beeinflussbarer Faktoren im Umgang mit Familie und Beruf

Wie in Kapitel 2 beschrieben, können verschiedene Strategien dazu beitragen, die Balance zwischen Beruf und Familie aufrechtzuerhalten. Da diese Zusammenhänge und Strategien sehr umfassend sind werden sie im Folgenden, als Grundlage für die Erstellung des Interventionsprogrammes noch einmal, orientiert an der individuellen und partnerschaftlichen Ebene, sortiert. Da sich das Interventionsprogramm vor allem an *Doppelverdiener-Paare* richtet, werden mögliche Interventionsmaßnahmen und Strategien von Seiten des Arbeitgebers, nicht in die Zusammenfassung beeinflussbarer Faktoren und die Erstellung des Interventionsprogrammes miteinbezogen. Die Relevanz der Berücksichtigung dieser Faktoren im Sinne einer umfassenden Intervention wird in Kapitel 4.1 und 4.2 noch einmal ausführlich beschrieben.

Auf individueller Ebene zählen dazu:

- Einen individuell idealen Weg finden, die beiden Lebensbereiche zu integrieren oder zu segmentieren
  - › Arbeit als Sinnquelle wahrnehmen (Energie/ Begeisterung)
  - › Begrenzung der Arbeit
  - › Bewusste Trennung von Beruf und Familie

- Priorisierung und Umgang mit zeitlichen Ressourcen
  - › Priorisierung von Familienzeit/ Ritualen/ Spaß
  - › Betonung Familienglück über berufliche Verantwortung/ Aufstieg
  - › Sorgsam mit Zeit umgehen
  - › Einfaches Leben
  - › Arbeitsbegrenzung in Verbindung mit hoher Arbeitsproduktivität

(Haddock et al., 2001, S. 450 – 465)

Orientiert an der Beschreibung dyadischer Ressourcen nach Dillitzer (2006, S. 66-71), zählen dazu auf partnerschaftlicher Ebene:

- Würdigung und Wertschätzung des Partners
  › Streben nach Gleichberechtigung
  › Respekt/ Wertschätzung und Unterstützung

- Konstruktives Problemlösen
  › Kontrolle über Leben/ Entscheidungen bewahren
  › Treffen bewusster Entscheidungen als Partner

- Wahrgenommene Gerechtigkeit der Aufgabenverteilung
  › Ausblendung negativer gesellschaftlicher Botschaften und Wahrnehmung der Vorteile des Doppelverdienens
  › Empfinden einer guten Balance zwischen dem Spiel mit den Kindern, Arbeit, Hausarbeit und Zeit als Paar

(Haddock et al., 2001, S. 450 – 465)

3.2 „WE can do it!" – Interventionsprogramm zur Verbesserung der Balance von Beruf und Familie bei Doppelverdiener-Paaren

Basierend auf den in Kapitel 2 umschriebenen und in Kapitel 3.1 noch einmal zusammengefassten beeinflussbaren Faktoren, wurde das im Folgenden beschriebene, mehrdimensionale und ressourcenorientierte Interventionsprogramm „WE can do it!" für *Doppelverdiener-Paare* konzipiert.

Die einzelnen Bausteine des Interventionsprogrammes sind in Abbildung 3 dargestellt. Auf Grund der beschriebenen hohen zeitlichen und emotionalen Beanspruchung der *Doppelverdiener-Paare,* ist der in Präsenz realisierte Teil des Interventionsprogrammes auf ein Wochenende begrenzt und das Interventionsprogramm sonst als Online-Programm konzipiert. Dies ermöglicht es den Paaren, es flexibel in Ihren Alltag einzubauen.

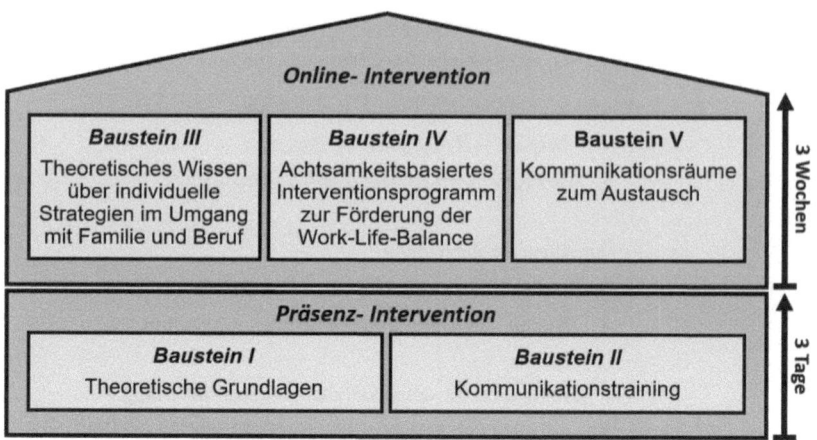

Abbildung 3 – Bausteine des Interventionsprogrammes (Quelle: Eigene Darstellung)

Teil 1: Präsenz-Intervention

Im Rahmen einer dreitägigen Präsenz-Intervention werden zunächst die ersten zwei Bausteine, die Vermittlung der wichtigsten theoretischen Grundlagen und ein Kommunikationstraining für Paare, realisiert. Dieses ist dabei auf maximal fünf Paare begrenzt. Zudem werden die Abende bewusst nicht aktiv geplant, da sie als Paar- oder Familienzeit angedacht sind. In einer entsprechenden kinderfreundlichen Jugendherberge wird für Betreuungsmöglichkeiten gesorgt sein.

Nach der Anreise am Freitagmittag findet am Freitagnachmittag ein Einführungsworkshop statt, innerhalb dessen die wichtigsten Grundlagenthemen, wie im Rahmen des Theorieteiles beschrieben, vorgestellt und der weitere Verlauf des Interventionsprogrammes erläutert werden. Da das Interventionsprogramm das Ziel verfolgt, die Paare dazu zu befähigen, eigenständig Handlungsstrategien umzusetzen, ist zunächst eine kompakte Vermittlung von Wissen über zugrundeliegende Prozesse und Forschungsergebnisse relevant. In drei Vorträgen werden die Paare zu den Themen *Arbeits-Familien-Konflikt*, *Arbeits-Familien-Bereicherung* und *Arbeits-Familien-Balance* informiert. Zudem wird im Rahmen des Vortrages zu *Arbeits-Familien-Balance* bereits ein erster Einblick in erforschte erfolgreiche Strategien zur Aufrechterhaltung der Balance gegeben. Strategien auf der partnerschaftlichen Ebene werden dabei ausführlicher erklärt als individuelle Strategien, da diese zu einem späteren Zeitpunkt noch einmal detailliert beschrieben werden. Mögliche *Spillover*- und *Crossover-Effekte* werden anhand alltagsnaher und allgemeinverständlicher Beispiele erläutert.

Am Samstag und Sonntag wird schließlich das Kommunikationstraining *Ein Partnerschaftliches Lernprogramm* (EPL) durchgeführt. Es besteht aus sechs Sitzungen, welche gut auf zwei Tage verteilt werden können und sich durch verschiedene Übungen in der Gruppe, aber auch innerhalb der Paare, den Themen Kommunikationsregeln, Umgang mit Problem und Problemlösungsfertigkeiten, aber auch partnerschaftlichen Erwartungen, wie Vertrauen, Sexualität, und Wertvorstellungen widmen. (Job & Hahlweg, 2016)

Dies soll der Erweiterung und Umsetzung der Ressourcen, welche in Kapitel 3.1 als dyadische Ressourcen nach Dillitzer (2006, S. 66-71) (darunter die Wertschätzung des Partners und konstruktives Problemlösen) und in Kapitel 2.4.1 als erfolgreiche Strategien von *Doppelverdiener-Paaren* im Umgang mit Beruf und Familie (u.a. Streben nach Gleichberechtigung, Respekt, Treffen bewusster Entscheidungen) (Haddock et al., 2001, S. 450 – 465) beschrieben wurden.

Zudem ist davon auszugehen, dass mit Hilfe dieser kommunikativen Strategien eine Kommunikation über die Gerechtigkeit der Aufgabenverteilung, auch wenn diese nicht explizit erlernt wird, erleichtert wird.

Teil 2: Online- Intervention

Das anschließende dreiwöchige Online-Interventionsprogramm besteht aus einer Kombination einer individuellen Intervention, welche beide Partner absolvieren, und einer wöchentlich angebotenen Gruppenintervention, welcher der gemeinsamen Reflexion dient.

Im Rahmen der individuellen Intervention wird zunächst der dritte Baustein des Interventionsprogrammes umgesetzt. Dabei werden mit Hilfe eines Einführungsvideos zunächst die innerhalb von Kapitel 3.1 umschriebenen individuellen Strategien, welche sich auf die Integrierung und Segmentierung der beiden Lebensbereiche, aber auch auf eine Priorisierung und einen möglichen Umgang mit zeitlichen Ressourcen, beziehen, vorgestellt.

Den vierten Baustein bildet die anschließende Teilnahme an einem achtsamkeitsbasierten Interventionsprogramm zur Förderung der Work-Life Balance, entwickelt von Michel, Bosch und Rexroth (2014). Sie entwarfen eine Intervention, um den Einsatz von Achtsamkeit als kognitiv-emotionale Segmentierungsstrategie zu trainieren. Insgesamt besteht Ihr Programm aus drei Modulen und erstreckt sich über drei Wochen. Jedes Modul besteht aus zwei Teilen. Teil A enthält einen Informationsinput, kombiniert mit praktischen Übungen von ca. 20 Minuten Dauer am

Wochenende. In Teil B ist eine tägliche Aufgabe von drei bis fünf Minuten, für die folgenden fünf Arbeitstage vorgesehen. Die Informationen erhalten die Teilnehmer online in einem schriftlichen, herunterladbaren Format. Inhaltlich zielt das erste Modul auf die Stärkung des Bewusstseins für die Notwendigkeit der Segmentierung von Privat- und Arbeitsleben ab. Das zweite Modul beinhaltet Achtsamkeit und das Sein im gegenwärtigen Moment. Das dritte Modul widmet sich schließlich dem achtsamen Umgang mit und der Bewältigung von unerwünschten Gedanken und Gefühlen. (S. 740-742)

Unter Rückbezug auf die innerhalb von 3.1 beschriebenen individuellen Faktoren, ist durch das Training sowohl von einer besseren Integration und Segmentierung der beiden Lebensbereiche als auch einer Priorisierung und einem Umgang mit zeitlichen Ressourcen auszugehen, da die Teilnehmer lernen, mit Hilfe einer achtsamen Haltung, beide Bereiche emotional und kognitiv zu trennen und zudem im jeweiligen Bereich präsenter zu sein (Michel, Bosch & Rexroth, 2014, S. 741).

Zudem deuten aktuelle Forschungsergebnisse darauf hin, dass achtsamkeitsbasierte Interventionen die Resilienz erhöhen können (Krohn, 2018, S. 149; Pauls, Schlett, Soucek, Ziegler & Frank, 2016, S. 105). Da Resilienz, wie in Kapitel 2.4 beschrieben, negativ mit einem *Arbeits-Familien-Konflikt* zusammenhängt (Wayne et al., 2019, S. 9), kann vermutet werden, dass durch die positiven, Resilienz fördernden, Auswirkungen einer achtsamen Haltung eine Aufrechterhaltung der Balance beider Lebensbereiche zusätzlich erleichtert wird.

Den letzten Baustein bildet eine Gruppenintervention, welche im Rahmen von einmal wöchentlich stattfindenden, einstündigen Kommunikationsräumen, beispielsweise via Skype, realisiert werden, zu welchen sich die Paare anmelden können. Diese werden durch einen ausgebildeten Psychologen begleitet.

Da Veränderungsprozesse sehr komplexe Vorgänge sind, welche auf einem Zusammenspiel verschiedener menschlicher Erfahrungen basieren, kann von Gruppenprozessen auf unterschiedliche Weise profitiert werden. Dazu zählt unter anderem das Wecken von Hoffnung, Mitteilen von Informationen und interpersonelles Lernen, aber auch Entwicklung von sozialer Kompetenz. (Yalom, 2005, S. 23)

Ziel dieser Online- Kommunikationsräume ist daher ein Austausch der Teilnehmer über bisherige Erfahrungen mit dem Programm, erfolgreich umgesetzte Strategien und wichtige Erkenntnisse, damit die Paare auch von dem Wissen anderer Teilnehmer profitieren können. Es kann dabei vermutet werden, dass alle Strategien noch einmal aufgegriffen und reflektiert werden. Die einzelnen Bausteine und in ihnen umgesetzte Strategien sind in Abbildung 4 noch einmal dargestellt.

Bausteine	Umgesetzte Strategie				
	Individuelle Ebene		Partnerschaftliche Ebene		
	Einen individuell idealen Weg finden, die beiden Lebensbereiche zu integrieren oder zu segmentieren	Priorisierung und Umgang mit zeitlichen Ressourcen	Würdigung und Wertschätzung des Partners	Konstruktives Problemlösen	Wahrgenommene Gerechtigkeit der Aufgabenverteilung
G/Th: Baustein I (90min)	(X)	(X)	X	X	X
P, G/Pr: Baustein II (6 x 120min)			X	X	X
I/Th: Baustein III (30min)	X	X			
I/Th, Pr: Baustein IV (20min am Wochenende/ 3min pro Wochentag)	X	X			
G/Pr: Baustein V (60min/ 1x wöchentlich)	(X)	(X)	(X)	(X)	(X)

G=Gruppe ; I=Individuum ; P=Paar ; Pr=Praxis ; Th=Theorie

Abbildung 4 – Bausteine und umgesetzte Strategien (Quelle: Eigene Darstellung)

3.3 Erfolgsfaktoren und Evaluation des Interventionsprogrammes „WE can do it!"

Hinsichtlich der Planung und der Einschätzung des Erfolges des Interventionsprogrammes wird sich dabei an der Einstufung von Präventionsprogrammen orientiert, welche der Landespräventionsrat Niedersachen vorschlägt. Diese sollte eine Beurteilung des Konzeptes, der Umsetzung sowie eine ausreichende Evaluation beinhalten. Zudem wird beschrieben, dass die Effektivität steigt, je höher das Niveau des Evaluationsdesigns einzustufen ist. (Groeger-Roth & Hasenpusch, 2011, S. 3 - 4)

3.3.1 Konzeption

Die wichtigsten Faktoren hinsichtlich der Bewertung des erstellten Konzeptes sind laut Groeger-Roth und Hasenpusch (2011) ein wissenschaftlich gut begründetes Modell sowie eine gute Begründung der angenommenen Wirkfaktoren und eingesetzten Instrumente und Methoden. Darüber hinaus betonen Sie die Relevanz eines logischen Zusammenhanges der Analyse des Problems, beeinflussbarer Faktoren, Ziele, Zielgruppen und Methoden und einen Bezug zu Risiko- und Schutzfaktoren, welche aus der Forschung bekannt sind. Die Zielgruppe sollte dabei klar beschrieben und Handlungsanleitungen aus dem beschriebenen Modell abgeleitet sein. Zudem sollten die Ziele klar formuliert und messbar sein. (S. 3)

Hinsichtlich der Zielgruppe wurde sich im Rahmen des konzipierten Interventionsprogrammes auf *Doppelverdiener-Paare* fokussiert, da diese die Vereinbarung mehrerer Rollen, zum Beispiel als Arbeitnehmer, Eltern und Partner zu bewältigen haben (Lin, Li & Chen, 2015) und durch die Elternschaft einem besonderen Risiko ausgesetzt sind, einen Konflikt zwischen den Bereichen Arbeit und Familie zu erleben (Molina, 2021, S. 8).

Im Rahmen des theoretischen Teiles wurden die *Crossover-* und *Spillovertheorie* sowie die *Rollenkonflikttheorie* und *Rollenexpansionshypothese* erläutert und innerhalb der Themen *Arbeits-Familien-Konflikt, -Bereicherung* und *-Balance* eingeordnet. In diesem Zuge wurden auch Risiko- und Schutzfaktoren bei der Aufrechterhaltung der Balance zwischen Familie und Beruf beschrieben. Dabei wurde vor allem auf zehn erfolgreiche Strategien eingegangen, welche sich bei befragten *Doppelverdiener-Paaren* als erfolgreich erwiesen haben. Diese bildeten schließlich die Grundlage für eine Zusammenfassung der beeinflussbaren Faktoren und die Erstellung des Interventionsprogrammes. Hinsichtlich der Methoden wurde sich dabei an bereits bestehenden Interventionsprogrammen orientiert. Das Ziel des Interventionsprogrammes stellt die Verbesserung der *Arbeits-Familien-* bzw. *Familien-Arbeits-Balance* dar, weshalb diese vor Beginn der Intervention, nach Abschluss der Intervention und sechs Monate nach Abschluss der Intervention durch die Work-Family Balance Scale (Carlson, Grzywacz & Zivnuska, 2009, S. 1483) erfasst wird.

3.3.2 Umsetzung

Hinsichtlich der Umsetzung des erarbeiteten Konzeptes betonen Groeger-Roth und Hasenpush (2011), dass die verwendeten Instrumente und Methoden bezüglich der didaktischen Aufbereitung und Beschreibung ordentlich sowie nachvollziehbar und die Materialen auf dem aktuellen Stand sein sollten. Benötigte Schulungen und Trainings sollten vorhanden und entstehende Kosten transparent sein. Zudem sollte Unterstützung bei der Umsetzung vorhanden und Instrumente zur Kontrolle der Qualität bei der Umsetzung verfügbar sein. (S. 3)

Das vorgestellte Interventionsprogramm orientiert sich hinsichtlich der verwendeten Instrumente und Methoden an bereits etablierten Interventionsprogrammen und Fragebögen, zu welchen dementsprechend schon Trainings existieren. Eine detaillierte

Beschreibung der konkreten Durchführung und entstehenden Kosten kann erst nach einer Pilotierungsphase beschrieben werden.

3.3.3 Evaluation

Zuletzt betonen Groeger-Roth und Hasenpush (2011), dass das Interventionsprogramm evaluiert werden sollte. Dabei bewerten Sie das Evaluationsdesign nach verschiedenen Faktoren, welche in Abbildung 5 noch einmal dargestellt sind. Sie empfehlen mindestens eine 0 Sterne-Evaluation mit überwiegend positiven Ergebnissen. Eine nachgewiesene Effektivität kann mit mindestens einer Vier- oder Fünf-Sterne-Evaluation mit überwiegend positivem Ergebnis mit mindestens hinreichender Beweiskraft gewährleistet werden. Eine hinreichende Beweiskraft ist dann gegeben, wenn sich in der Kontroll- und Interventionsgruppe 20 bis 50 Personen befinden oder mindestens zwei Studien mit Interventions- und Kontrollgruppen von n < 20 im deutschsprachigen Raum durchgeführt werden (S. 3 - 5).

Im Sinne einer umfassenden Qualitätskontrolle wird das Interventionsprogramm durch eine RCT-Studie begleitet, mit einem Follow-Up nach sechs Monaten.

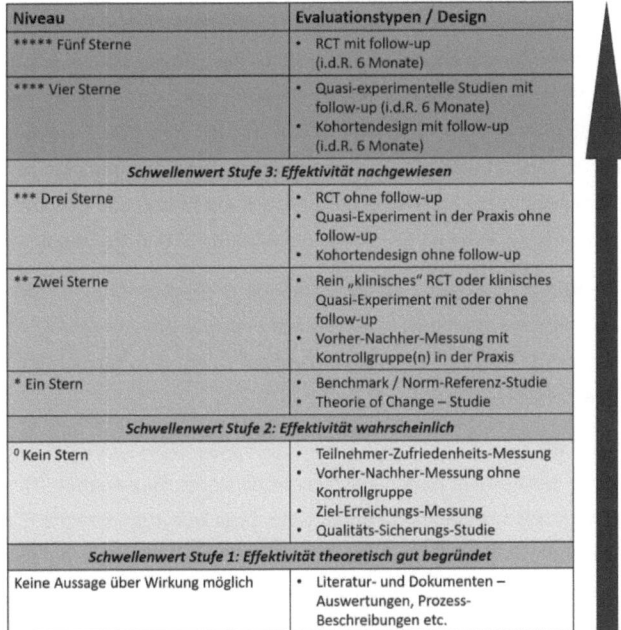

Abbildung 5 – Bewertung des Evaluationsdesigns (Quelle: Groeger-Roth & Hasenpush, 2011, S. 4)

4 Diskussion

Im letzten Teil erfolgt eine kritische Reflexion der Chancen und Grenzen des in Kapitel 3.2 beschriebenen Interventionsprogrammes. Anschließend wird die Relevanz des Einbezuges weiterer Akteure bei der Umsetzung der Interventionsinhalte und grundsätzlich der Erarbeitung und Aufrechterhaltung einer Balance zwischen Beruf und Familie bei *Doppelverdiener-Paaren* diskutiert. Zuletzt werden noch einmal die wichtigsten Erkenntnisse zusammengefasst und ein Ausblick auf weitere Forschung und praktische Auseinandersetzung mit der Thematik gegeben.

4.1 Reflexion der Stärken und Schwächen des Interventionsprogrammes „WE can do it!"

Zu den Stärken des vorgestellten Interventionsprogrammes „WE can do it!" zählt sowohl die inhaltliche als auch organisatorische Umsetzung. Innerhalb des Programmes werden eine Vielzahl an Interventionsarten, darunter Einzel -, Paar- und Gruppeninterventionen genutzt, wodurch von den jeweiligen Vorteilen profitiert werden kann. Zudem ist das Programm hinsichtlich der Struktur und Flexibilität an den Bedürfnissen von *Doppelverdiener-Paaren* orientiert. Die dreitägige Gruppenintervention ermöglicht ihnen Wissen zu erwerben und zunächst auf partnerschaftlicher Ebene zu arbeiten, damit ein Fundament für die anschließende individuelle Arbeit und Umsetzung des Gelernten in den Alltag gelegt werden kann. Zudem kann das Wochenende, durch die frei gestaltbaren Abende, als Intervention in sich gesehen werden, da die Paare und Familien qualitative Zeit verbringen können. Darüber hinaus können sie durch die sehr flexibel gestaltbare und wenig Zeit umfassende Einzel- und Gruppen- Onlineintervention ihr erworbenes Wissen, erweitern, intensivieren und in die Praxis umsetzen.

In diesem Zuge sollten jedoch gleichermaßen die Grenzen des Interventionsprogrammes reflektiert und berücksichtigt werden. Diese beziehen sich auf die gewählte Zielgruppe, den (vor allem zeitlichen) Rahmen sowie den Einfluss weiterer, schwer beeinflussbarer Faktoren.

Obwohl der Begriff *Doppelverdiener-Paare* geschlechtsneutral ist, wird er oft verwendet, um sich speziell auf gegengeschlechtliche Paare zu beziehen (Boye, 2014, S. 1703), was als kritisch angesehen werden kann. Zwar wurde eine solche Fokussierung bewusst gewählt, da die Literatur, auf welche sich die Arbeit stützt, sich auf gleichgesellschaftliche Paare bezieht, jedoch bildet diese Fokussierung die Wirklichkeit nicht vollständig ab.

Aktuelle Forschungsergebnisse deuten darauf hin, dass bei gleichgeschlechtlichen Paaren eine gleichberechtigte Arbeitsteilung häufiger vorkommt (Patterson, Sutfin &

Fulcher, 2004, S. 331) und bei gleichgeschlechtlichen *Doppelverdiener-Paaren* Vorstellungen über eine traditionelle, an Geschlechtsrollen orientierte, Arbeitsteilung nicht vorhanden sind (Dai, 2016, S. 4; Kurdek, 2007, S.132). Die Belastungen, welchen diese Paare gleichermaßen gegenüberstehen, sollten dennoch erforscht und berücksichtigt werden. Darüber hinaus bezieht sich die überwiegende Mehrheit der aktuellen Forschungsarbeiten zu *Arbeits-Familien-Konflikten* nur auf ein Land oder eine Region innerhalb eines Landes. Dies kann als kritisch betrachtet werden, da vielfältige soziale Normen einen bedeutenden Einfluss auf individuelle Verhaltensweisen haben. (Molina, 2021, S. 8)

Die resultierenden Implikationen dieser Einschränkungen und resultierender Forschungsbedarf werden in Kapitel 4.3 noch einmal aufgegriffen.

Weiterhin basiert die Studie, welche als Grundlage für die Erstellung des Interventionsprogrammes dient, auf der Befragung von Familien, welche, auch auf Grund ihrer sozialen Schicht und ihres Bildungsabschlusses, in der Lage waren, arbeitsbezogene Entscheidungen weitgehend selbstbestimmt zu treffen. Diese Freiheit kann jedoch nicht vorausgesetzt werden. In diesem Zusammenhang sollte zudem berücksichtigt werden, dass die Teilnahme an dem Interventionsprogramm mit zeitlichen und finanziellen Mitteln verbunden ist. Es kann, vor allem unter Berücksichtigung der vielfältigen Belastungen, welchen *Doppelverdiener-Paaren* gegenüberstehen, nicht vorausgesetzt werden, dass sie diese Mittel aufbringen können.

Zuletzt deuten Forschungsergebnisse darauf hin, dass neben veränderbaren Faktoren, welche in die Konzeption der Studie eingeflossen sind, auch nur bedingt veränderbare Faktoren, wie das Arbeitsumfeld, darunter beispielsweise Unterstützung durch den Vorgesetzten (Md Sidin et al., 2010, S. 72) oder gesellschaftliche Normen (Bozzon & Murgia, 2020, S. 1) eine relevante Rolle spielen.

4.2 Rolle weiterer Akteure bei der Umsetzung der Interventionsinhalte

Wie zuletzt in Kapitel 4.1 beschrieben, sind neben Faktoren, welche durch die *Doppelverdiener-Paare* selbst beeinflusst werden können, auch weitere Akteure bei der Umsetzung der Interventionsinhalte entscheidend. Dazu zählen laut aktuellen Forschungsergebnissen vor allem Hilfen durch Vorgesetzte und Kollegen (Dillitzer, 2006, S. 71 – 77; Koekemoer & Petrou, 2019, S. 90 – 92), aber auch soziale Unterstützung innerhalb der Familie beispielsweise durch Verwandte (Dillitzer, 2006, S.

65) und außerfamiliäre Betreuungsangebote, wie Kinderkrippen, Tagesmütter oder Kindergärten (Dillitzer, 2006, S. 71).

Im Rahmen der qualitativen Befragung zu adaptiven Strategien von *Doppelverdiener-Paaren*, welche Familie und Beruf erfolgreich vereinbaren, welche in Kapitel 2.5 beschrieben wurden, wurden neben individuellen Strategien zudem Daten erfasst, welche sich darauf konzentrieren, wie arbeitsplatzbezogene Faktoren als Ressourcen für die Teilnehmer dienten. Die vorherrschenden Themen waren flexible Arbeitszeiten, nicht-traditionelle Arbeitszeiten, berufliche Autonomie, Arbeit von zu Hause aus, unterstützende Vorgesetzte und feste Grenzen rund um die Arbeit und Unternehmen. Diese Themen wurden in mehr als 60% der Interviews genannt. Flexibilität bei der Terminplanung stellte die wichtigste Unterstützungsmethode dar. (Haddock et al., 2006, S. 216-228)

Aktuelle Interventionsprogramme fokussieren zunehmend auf die umfassende Förderung der beschriebenen arbeitsplatzbezogenen Ressourcen. Ein Beispiel für eine innovative Arbeitsplatzintervention stellt das Interventionsprogramm „STAR" von Kossek, Hammer, Kelly und Moen (2014) dar. Die Hauptidee besteht darin, das gesamte Arbeitsumfeld zu verändern und den Mitarbeitern – durch eine Orientierung an Ergebnissen – weitgehende Kontrolle über die Arbeitszeit und Zeitplanung zu erlauben. (S. 53 – 63)

Darüber hinaus deuten Forschungsergebnisse, wie in Kapitel 2.1 beschrieben, darauf hin, dass durch eine Vielzahl an zu bewältigenden Rollen die Quellen sozialer Unterstützung zunehmen (Boye, 2014. S. 1704). Dazu zählt laut Dillitzer (2006), neben Unterstützung durch den Vorgesetzten und Kollegen sowie den Partner, die emotionale und instrumentelle Unterstützung durch Verwandte. Diese sollte durch die Paare, wenn möglich, organisiert und zugelassen werden (S. 65).

Zuletzt sollte die Rolle familienexterner Kinderbetreuung betont werden, welche sich auf den erlebten Stress innerhalb der Familie auswirkt (Dillitzer, 2006, S. 76–77). Diese wird von Rauschenbach und Meiner-Teubner (2021) als Vereinfachung und teils sogar Grundvoraussetzung für Mütter und Väter beschrieben, um Familie und Beruf erfolgreich miteinander zu vereinbaren.

Insgesamt kann davon ausgegangen werden, dass die Umsetzung der individuellen und dyadischen Ressourcen und Strategien durch die beschriebenen Akteure maßgeblich beeinflusst wird und diese bei der Aufrechterhaltung der Balance zwischen Beruf und Familie eine entscheidende Rolle spielen.

4.3 Zusammenfassung und Ausblick

Ziel der vorliegenden Arbeit war, ausgehend von dem aktuellen Forschungsstand, ein Interventionsprogramm für *Doppelverdiener-Paare* zur Aufrechterhaltung der Balance zwischen den zwei Hauptlebensbereichen Beruf und Familie zu konzipieren.

Dieses beinhaltet eine dreitägige Präsenz-Intervention außerhalb des räumlichen Settings, innerhalb derer wichtige grundlegende Informationen vermittelt, das partnerschaftliche Kommunikationstraining EPL (Job & Hahlweg, 2016) durchgeführt und Raum für qualitative Paar- und Familienzeit geschaffen wird. Darauf aufbauend wird im Rahmen eines dreiwöchigen Online-Kurses die Teilnahme an einem individuellen achtsamkeitsbasierten Interventionsprogramm zur Förderung der Work-Life Balance, entwickelt von Michel, Bosch und Rexroth (2014), und einer einmal wöchentlich stattfindenden Gruppenintervention zur Reflexion des erworbenen Wissens und der umgesetzten Strategien, ermöglicht.

In einem nächsten Schritt sollte eine pilothafte Erprobung des Interventionsprogrammes erfolgen, die Evaluation des Programmes als prospektive kontrollierte Längsschnittstudie mit einer Dauer von sechs Monaten realisiert werden und das Interventionsprogramm gegebenenfalls noch einmal angepasst werden.

Aus der Konzeption des Interventionsprogrammes „WE can do it!" können, unter besonderer Berücksichtigung der Schwächen des Interventionsprogrammes, zudem Ideen für weiterführende Forschungsbedarfe und anwendungsrelevante Schlüsse abgeleitet werden. Zukünftige Forschung könnte die Erstellung von kulturübergreifenden Arbeiten beinhalten. Eine länderübergreifende Analyse könnte beispielsweise reichhaltige, vergleichende Erkenntnisse im Hinblick auf politische Implikationen liefern. Zudem könnten im Rahmen zukünftiger Forschung die Unterschiede zwischen gleichgeschlechtlichen Paaren und heterosexuellen Paaren näher untersucht werden (Molina, 2021, S. S8).

Insgesamt sollte weitere Forschung dazu beitragen, die komplexen Dynamiken innerhalb der Familien- und Berufsstrukturen bei *Doppelverdiener-Paaren* besser zu verstehen. Auf dieser Basis sollten zunehmend Interventionsprogramme entwickelt werden, welche dieser Komplexität gerecht werden und zudem die relevanten Akteure verknüpfen. Dies könnte langfristig dazu beitragen, umfassendere Unterstützungsstrukturen für diese Risikogruppe aufzubauen, welche mit individuellen, aber auch politischen und gesamtgesellschaftlichen positiven Effekten einhergehen (Dillitzer, 2006, S.237 - 246).

Literaturverzeichnis

Amstad, F. T. & Semmer, N. K. (2011). Spillover and Crossover of Work- and Family-Related Negative Emotions in Couples. *Psychology of Everyday Activity*, 4, S. 43-55.

Bakker, A. B. & Demerouti, E. (2013). The Spillover-crossover model. In J. Grzywacz & E. Demerouti (Hrsg.), *New frontiers in work and family research* (S. 54–70). Hove: Psychology Press.

Baltes, B. B., Clark, M. A. & Chakrabarti, M. (2009). Work-life balance: The roles of work-family conflict and work-family facilitation. In N. Garcea, S. Harrington & P. A Linley (Hrsg.), *Oxford handbook of positive psychology and work*. Oxford University Press (1. Aufl.). doi: 10.1093/oxfordhb/9780195335446.001.0001

Boye, K. (2014). Dual-Earner Couples/Dual-Career Couples. In A. C. Michalos (Hrsg.), *Encyclopedia of quality of life and well-being research* (S. 1703–1706). Dordrecht: Springer Science+Business Media.

Bozzon, R., & Murgia, A. (2020). Work-family conflict in Europe. A focus on the heterogeneity of self-employment. Community, Work & Family. *Community, Work & Family*, 24(1), S. 1– 21. doi:10.1080/13668803.2020.1809995

Burhanudin, B., Tjahjono, H., EQ, Z. & Hartono, A. (2020). Work-family enrichment as a mediator effect of supervisor support, self-esteem, and optimism on job satisfaction. *Management Science Letters*, 10 (10), S. 2269-2280. doi:*10.5267/j.msl.2020.3.009*

Carlson, D. S., Grzywacz, J. G. & Zivnuska, S. (2009). Is work-family balance more than conflict and enrichment? *Human Relations*, 62, S. 1459-1486. doi:10.1177/0018726709336500

Chan, X. W., Kalliath, T., Brough, P., Siu, O. L., O'Driscoll, M. & Timms, C. (2016). Work–family enrichment and satisfaction: The mediating role of self-efficacy and work–life balance. *The International Journal of Human Resource Management*, 27(15), S. 1755-1776. doi:10.1080/09585192.2015.1075574.

Chang, X., Zhou, Y. & Wang, C. (2017). How do work-Family balance practices affect work family conflict? The differential roles of work stress. *Frontiers of Business Research in China*, 11(1), S.1–22 . doi:10.1186/s11782-017-0008-4

Dai, W. (2016). Dual-Earner Couples in the United States. *Wiley Blackwell Encyclopedia of Family Studies*, 2, S. 1 – 6. doi:10.1002/9781119085621.wbefs406

Dillitzer, S. (2006). *Zwischen Beruf und Familie: Der Einfluss von Belastungsfaktoren und Ressourcen auf die Zufriedenheit – Europäische Doppelverdiener-Paare im Vergleich* (1. Aufl.). Marburg: Tectum.

Edwards, J. R. & Rothbard, N. P. (2000). Mechanisms linking work and family: Clarifying the relationship between work and family constructs. *The Academy of Management Review*, 25(1), S. 178–199. doi:10.2307/259269

Fuß, I., Matthias, N., Hasselhorn, H. – M., Schwappach, D. & Rieger, M. A. (2008). Working conditions and Work-Family Conflict in German hospital physicians: psychosocial and organisational predictors and consequencesIsabelle. *BMC Public Health*, 8(1). doi:10.1186/1471-2458-8-353

Grandey, A. & Cropanzano, R. (1999). The Conservation of Resources Model applied to work–family conflict and strain. *Journal of Vocational Behavior*, 54, S. 350-370. doi: :10.1006/JVBE.1998.1666

Greenhaus, J. H. & Beutell, N. J. (1985). Sources of Conflict between Work and Family Roles. *The Academy of Management Review*, 10(1), S. 76-88. doi:10.2307/258214

Greenhaus, J. H., & Powell, G. (2006). When work and family are allies: A theory of work family enrichment. *Academy of Management Review*, 31(1), S.72-92. doi:10.5465/amr.2006.19379625

Groeger-Roth, F. & Hasenpusch, B. (2011). *GRÜNE LISTE PRÄVENTION: Auswahl- und Bewertungskriterien für die CRC Programm – Datenbank*. Zugriff am 15.06.2021. Verfügbar unter https://www.gruene-liste-praevention.de/communities-that-care/Media/Grne_Liste_Bewertungskriterien.pdf

Haar, J. M. (2013). Testing a new measure of work-life balance: A study of parent and non-parent employees from New Zealand. *International Journal of Human Resource Management*, 24(17), S. 3305–3324. doi:10.1080/09585192.2013.775175

Haddock, S. A., Schindler Zimmermann, T., Ziemba, S. J. & Current, L. R. (2001). Ten adaptive strategies for family and work balance: Advice from successful families. *Journal of Marital and Family Therapy*, 27(4), S. 445–453. doi:10.1111/j.1752-0606.2001.tb00339.x

Haslam, D., Filus, A., Morawska, A., Sanders, M. R. & Fletcher, R. (2015). The work–family conflict scale (WAFCS): Development and initial validation of a self-report measure of work–family conflict for use with parents. *Child Psychiatry and Human Development*, 46(3), S. 346-357. doi:10.1007/s10578-014-0476-0

Howard, G., Green, S., Stark, H. & Traylor, H. (2021). Dual-earner couples during the pandemic: Spillover and crossover. *Industrial and Organizational Psychology*, *14*, S. 251-253. doi:10.1017/iop.2021.56

Jaga, A. & Bagraim, J. (2011). The Relationship between Work-Family Enrichment and Work-Family Satisfaction Outcomes. *South African Journal of Psychology*, 41, S. 52-62. doi:10.1177/008124631104100106

Jaga, A., Bagraim, J. & Williams, Z. (2012). Work-family enrichment and psychological health. *South African Journal of Industrial Psychology*, 39, S. 1-10. doi:10.4102/sajip.v39i2.1143

Job AK. & Hahlweg K. (2016). Förderung der Empathie bei Paaren mithilfe des Kommunikationstrainings „Ein Partnerschaftliches Lernprogramm – EPL". In M. Roth, V. Schönefeld & T. Altmann (Hrsg.), *Trainings- und Interventionsprogramme zur Förderung von Empathie* (S. 177-189). Berlin: Springer. doi:10.1007/978-3-662-48199-8_13

Koekemoer E. & Petrou M. (2019). Positive Psychological Interventions Intended for a Supportive Work-Family Culture. In L. van Zyl & Sr. S. Rothmann (Hrsg.), *Evidence-Based Positive Psychological Interventions in Multi-Cultural Contexts* (S. 83-103). Cham: Springer. doi:10.1007/978-3-030-20311-5_4

Kossek, Ellen & Hammer, Leslie & Kelly, Erin & Moen, Phyllis. (2014). Designing Work, Family & Health Organizational Change Initiatives. *Organizational dynamics*, 43, S. 53-63. doi:10.1016/j.orgdyn.2013.10.007

Krohn, M. (2018). Ärztliche Resilienz durch Achtsamkeit. *Gruppe Interaktion. Organisation*, 49, S. 149–155. doi:10.1007/s11612-018-0415-9

Kurdek, L. A. (2007). The allocation of labor by partners in gay and lesbian couples. *Journal of Family Issues*, 28, S. 132–148. doi:10.1177/0192513X06292019

Landolfi, A. & Lo Presti, A. (2020). A psychometric examination of the work-family balance scale. A multisample study on Italian workers. *Current Psychology*. doi:10.1007/s12144-020-00893-z

Lin, W. F., Chen, L. H. & Li, T. S (2016). Are "We" Good? A Longitudinal Study of *We*-Talk and Stress Coping in Dual-Earner Couples. *Journal of Happiness Studies*, 17, S. 757–772. doi:10.1007/s10902-015-9621-0

Lo Presti, A., Molino, M., Emanuel, F., Landolfi, A. & Ghislieri, C. (2020). Work-Family Organizational Support as a Predictor of Work-Family Conflict, Enrichment, and Balance: Crossover and Spillover Effects in Dual-Income Couples. *Europe's Journal of Psychology*, 16, S. 62-81. doi:10.5964/ejop.v16i1.1931

Madsen, S. & Hammond, S. (2005). The Complexification of Work-Family Conflict Theory: A Critical Analysis. *Tamara: Journal of Critical Postmodern Organization Science*, 4(2), S. 151-179).

Md Sidin, S., Sambasivan, M. & Ismail, I. (2010). Relationship between work-family conflict and quality of life: An investigation into the role of social support. *Journal of Managerial Psychology*, 25, S. 58-81. doi:10.1108/02683941011013876

Michel, A., Bosch, C., & Rexroth, M. (2014). Mindfulness as a cognitive–emotional segmentation strategy: An intervention promoting work–life balance. *Journal of Occupational and Organizational Psychology*, 87(4), S. 733–754. doi:10.1111/joop.12072

Molina, J. A. (2021). The Work-Family Conflict: Evidence from the Recent Decade and Lines of Future Research. *Journal of Family and Economic Issues*, 42(1), S. 4-10. doi:10.1007/s10834-020-09700-0

Orellana, L. et al. (2021). Resource Transmission is not Reciprocal: A Dyadic Analysis of Family Support, Work-Life Balance, and Life Satisfaction in Dual-Earner Parents with Adolescent Children. *Sex Roles*, 85(19). doi:10.1007/s11199-020-01207-0

Pangert, B., Schiml, N. & Schuepbach, H. (2014). Der Balance-Check. In N. Kratzer, W. Menz & B. Pangert (Hrsg.), *Work-Life-Balance – eine Frage der Leistungspolitik* (S. 313-326). Wiesbaden: Springer. doi:10.1007/978-3-658-06346-7_13

Patterson, C. J., Sutfin, E. & Fulcher, M. (2004). Division of Labor among Lesbian and Heterosexual Parenting Couples: Correlates of Specialized versus Shared Patterns. *Journal of Adult Development*, 11(3), S. 179–89. doi:10.1023/b:jade.0000035626.90331.47

Pauls, N., Schlett, C., Soucek, R., Ziegler, M. & Frank, N. (2016). Resilienz durch Training personaler Ressourcen stärken: Evaluation einer web-basierten Achtsamkeitsintervention. *Gruppe. Interaktion. Organisation*, 47, S. 105–117. doi:10.1007/s11612-016-0315-9

Peplau, L. A. & L. R. Spalding (2000). The Close Relationships of Lesbians, Gay Men, and Bisexuals. In C. Hendrick & S. S. Hendrick (Hrsg.), *Close Relationships: A Sourcebook* (S. 111–123). Thousand Oaks, CA: SAGE Publications.

Rauschenbach, T. & Meiner-Teubner, C. (2021). *Kita-Ausbau in Deutschland: erstaunliche Erfolge, beträchtliche Herausforderungen*. Zugriff am 16.07.2021. Verfügbar unter https://www.bmfsfj.de/bmfsfj/themen/familie/kinderbetreuung/kita-ausbau

Rhee, T. & Zheng, F. (2019). The Effects of Work-Family Enrichment on Job and Life Satisfaction of Korean Employees. *International Journal of Financial Research*, 10, S. 138. doi:10.5430/ijfr.v10n5p138

Shamsi, M. F. & Asad, S. (2021). Emotional Maturity, Forgiveness, and Marital Satisfaction among Dual Earner Couples. *Bahria Journal of Professional Psychology*, 20(1), S. 1-13.

Lewis, M. A., McBride, C. M., Pollak, K. I., Puleo, E., Butterfield, R. M. & Emmons, K. M. (2006). Understanding health behavior change among couples: An interdependence and communal coping approach. *Social Science and Medicine*, 62(6), S. 1369–1380. doi:10.1016/j.socscimed.2005.08.006

Wayne, J. H., Matthews, R., Crawford, W. & Casper, W. (2019). Predictors and processes of satisfaction with work–family balance: Examining the role of personal, work, and family resources and conflict and enrichment. *Human Resource Management*, 59(1), S. 25-42. doi:10.1002/hrm.21971

Yalom, I. (2005). *Theorie und Praxis der Gruppenpsychotherapie – Ein Lehrbuch* (1. Aufl.). Leipzig: Klett-Kotta.

BEI GRIN MACHT SICH IHR WISSEN BEZAHLT

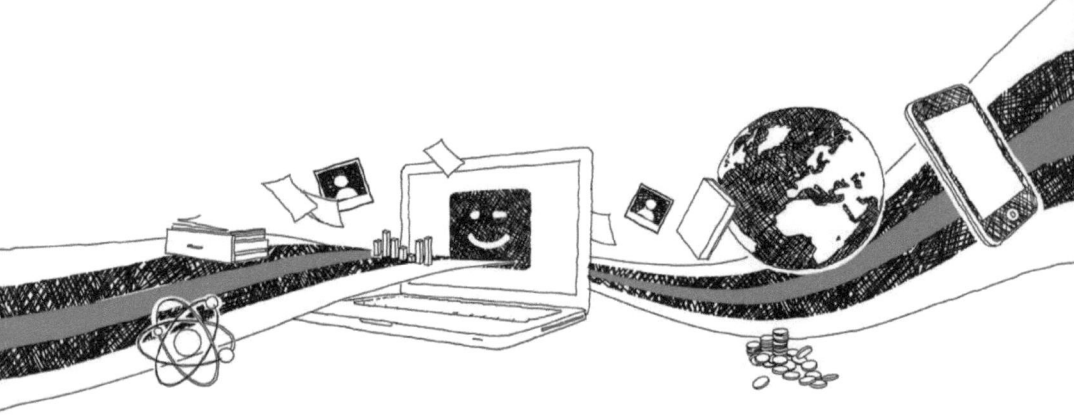

- Wir veröffentlichen Ihre Hausarbeit,
  Bachelor- und Masterarbeit

- Ihr eigenes eBook und Buch -
  weltweit in allen wichtigen Shops

- Verdienen Sie an jedem Verkauf

Jetzt bei www.GRIN.com hochladen und kostenlos publizieren

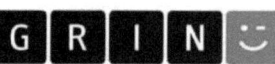